LEUKÄMIE-DIÄT-KOCHBUCH

Über 45 einfache und köstliche Rezepte. Ein Leitfaden zur Unterstützung der Blutkrebs-Behandlung und zur Stärkung Ihrer Immunität durch gesunde Ernährung.

Von

Ella R. Smith

Copyright-Seite:

Leukämie-Diät-Kochbuch: Über 45 einfache und köstliche Rezepte. Ein Leitfaden zur Unterstützung der Blutkrebs-Behandlung und zur Stärkung Ihrer Immunität durch gesunde Ernährung.

Copyright © 2023 Ella R. Smith

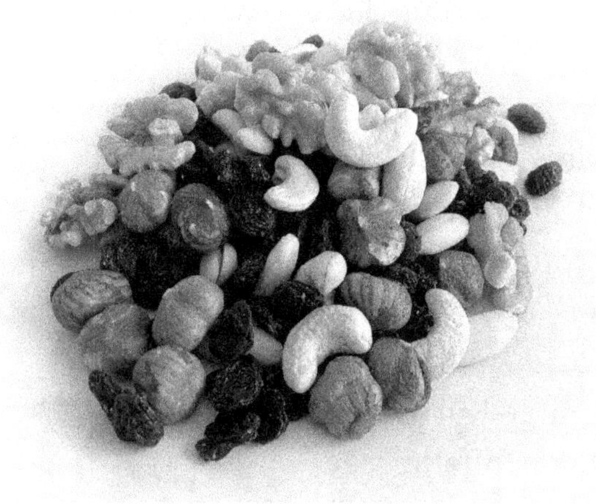# Einführung

Leukämie und ihre Auswirkungen auf die Ernährung verstehen

Während ich in meiner geschäftigen Küche stehe, umgeben von beruhigenden Summen, Köcheln der Töpfe und dem verlockenden Duft von Kräutern und Gewürzen, werde ich an die transformative Kraft des Essens erinnert. Kochen war für mich schon immer mehr als nur eine Leidenschaft; es ist eine Reise der Herstellung von Nahrungsmitteln, der Verwandlung einfacher Zutaten in eine Symphonie von Aromen, die sowohl den Körper als auch die Seele heilen.

Bei meiner kulinarischen Erkundung habe ich eine bemerkenswerte Wirkung erlebt, die eine gut durchdachte Ernährung auf Menschen haben kann, die mit verschiedenen Beschwerden zu kämpfen haben. Es ist eine Reise, die mich zu einem tiefgreifenden Verständnis des komplexen Zusammenhangs zwischen Ernährung und Gesundheit geführt hat. In letzter Zeit habe ich meinen Fokus auf ein Anliegen verlagert, das mir sehr am Herzen liegt: den Kampf gegen Leukämie.

Leukämie, ein gefährlicher Gegner, der unzählige Leben beeinträchtigt, hat mich zu umfangreichen Forschungen und der Entwicklung engagierter Rezepte angespornt. Bei dieser Suche habe ich aus erster Hand gesehen, welche transformative Wirkung eine sorgfältig zusammengestellte Ernährung auf Menschen haben kann, die sich einer Leukämie-Behandlung unterziehen. Das richtige Nährstoff Gleichgewicht unterstützt nicht nur die Widerstandskraft des Körpers, sondern dient auch in schwierigen Zeiten als Nahrungsquelle.

Dieses Kochbuch ist der Höhepunkt dieser Reise – eine Sammlung von Rezepten, die mit Sorgfalt und Absicht zusammengestellt wurden, um diejenigen zu nähren und zu stärken, die auf dem Schlachtfeld der Leukämie kämpfen. Jedes Gericht ist ein Beweis für die Überzeugung, dass Essen nicht nur Nahrung ist; es ist ein starker Verbündeter im Kampf für Gesundheit und Wohlbefinden.

In den einzelnen Kapiteln dieses Buches werden wir uns mit der komplexen Dynamik von Leukämie und ihren tiefgreifenden Auswirkungen auf die Ernährung befassen. Wir werden die Herausforderungen untersuchen, mit denen Einzelpersonen in Behandlung konfrontiert sind, und das Potenzial sorgfältig abgestimmter Diäten aufdecken, um einen Unterschied zu machen.

Bedeutung einer ausgewogenen Ernährung während der Behandlung.

Lassen Sie mir die unglaubliche Reise einer Person erzählen, die ich durch eine Freundin kennengelernt habe, und wie eine ausgewogene Ernährung während ihrer Leukämiebehandlung ihre Gesundheit entscheidend verändert hat.

Mary, eine starke und widerstandsfähige Person, befand sich in der schwierigen Lage, an Leukämie zu leiden. Die Behandlungen forderten einen Tribut an ihre Energie und sie hatte mit dem allgemeinen Problem eines verminderten Appetits zu kämpfen. Da beschloss ich, mit Mahlzeiten einzugreifen, die nicht nur auf den Geschmack ausgerichtet waren, sondern auch auf die Nährstoffe, die ihr Körper brauchte, um sich zu wehren.

Es dauerte nicht lange, bis die Auswirkungen deutlich wurden. Mary begann wieder zu Kräften zu kommen und ihr allgemeines Wohlbefinden verbesserte sich. Bei der Wirkung ging es nicht nur darum, sich satt zu fühlen; Es ging darum, ihren Körper mit dem richtigen Treibstoff zu versorgen, um die Herausforderungen der Leukämiebehandlung zu bewältigen.

Lassen Sie uns zusammenfassen, wie eine ausgewogene Ernährung für Mary einen Unterschied gemacht hat:

Erhöhte Energieniveaus: Die Kombination aus Proteinen, Obst, Gemüse und Vollkornprodukten wirkte zusammen, um Mary die Energie zu geben, die sie brauchte, um sich den Herausforderungen des Alltags zu stellen.

Verbesserter Appetit: Die sorgfältig zubereiteten Mahlzeiten sprachen nicht nur Marys Geschmacksknospen an, sondern ermutigten sie auch, mehr zu essen, um sicherzustellen, dass sie die für ihre Genesung erforderlichen essentiellen Nährstoffe erhielt.

Erhöhte Widerstandsfähigkeit: Eine ausgewogene Ernährung spielt eine entscheidende Rolle bei der Stärkung von Marys Immunsystem und half ihrem Körper, den Auswirkungen der Leukämiebehandlungen standzuhalten.

Psychisches Wohlbefinden: Das körperliche Wohlbefinden wirkt sich positiv auf Marys geistige Gesundheit aus und steigert ihre Stimmung und Belastbarkeit während des gesamten Behandlungsprozesses.

In diesem Abschnitt des Buches geht es darum zu verstehen, wie eine ausgewogene Ernährung für Menschen wie Mary bahnbrechend sein kann. Wir werden untersuchen, wie es ihre Reise positiv beeinflusst hat und die Bedeutung der Ernährung als wirksames Instrument im Kampf gegen Leukämie unterstreicht.

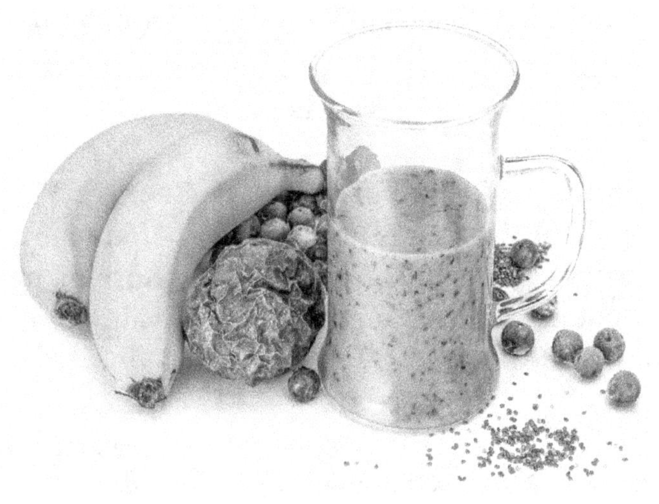

Kapitel 1

Ernährungsgrundlagen für Leukämiepatienten

Lassen Sie uns nun die wesentlichen Ernährungsgrundlagen für Personen aufschlüsseln, die sich einer Leukämie-Behandlung unterziehen.

Proteine für mehr Stärke: Schließen Sie magere Proteinquellen wie Huhn, Truthahn, Fisch, Eier und pflanzliche Optionen wie Tofu, Bohnen und Linsen ein. Protein ist für den Wiederaufbau von Gewebe und die Aufrechterhaltung der Gesamtkraft von entscheidender Bedeutung.

Obst und Gemüse für Vitalität: Achten Sie auf eine Vielfalt an farbenfrohen Obst- und Gemüsesorten.

Diese enthalten lebenswichtige Vitamine, Mineralien und Antioxidantien, die die allgemeine Gesundheit und das Immunsystem stärken

Vollkornprodukte für nachhaltige Energie: Wählen Sie Vollkornprodukte wie Quinoa, braunen Reis, Vollkornnudeln und Hafer. Diese Körner liefern nachhaltige Energie und wichtige Nährstoffe wie Ballaststoffe.

Gesunde Fette für Ihr Wohlbefinden: Integrieren Sie gesunde Fette aus Quellen wie Avocados, Nüssen, Samen und Olivenöl. Diese enthalten lebenswichtige Vitamine, Mineralien und Antioxidantien, die die allgemeine Gesundheit und das Immunsystem stärken.

Flüssigkeitszufuhr ist der Schlüssel. Trinken Sie über den Tag verteilt viel Wasser. Erwägen Sie die Verwendung von Suppen, Brühen und Kräutertees für zusätzliche Flüssigkeitszufuhr, insbesondere wenn der Appetit eine Herausforderung darstellt.

Essen Sie weniger verarbeitete Lebensmittel: Reduzieren Sie den Konsum von zuckerhaltigen und verarbeiteten Lebensmitteln. Entscheiden Sie sich für vollwertige, nährstoffreiche Optionen, um die allgemeine Gesundheit zu unterstützen.

Leicht verdauliche Optionen: Entdecken Sie weichere Konsistenzen wie Suppen, Smoothies und pürierte Lebensmittel, wenn Schluck- oder Verdauungsprobleme auftreten. Diese Optionen können magenschonender sein.

Individuelle Vorlieben und Einschränkungen: Berücksichtigen Sie persönliche Vorlieben und Ernährungseinschränkungen. Durch die Flexibilität bei der Essensplanung wird sichergestellt, dass jede Person nahrhafte Optionen finden kann, die ihren Bedürfnissen entsprechen.

1.1 Eine Grundlage für Heilung schaffen,

geht im Rahmen unseres Leukämie-Diät-Kochbuchs über die bloße Bereitstellung von Rezepten hinaus. Dabei geht es darum, die wesentlichen Elemente einer nahrhaften Ernährung zu verstehen, die auf die spezifischen Bedürfnisse von Personen zugeschnitten ist, die sich einer Leukämie-Behandlung unterziehen. Nachfolgend finden Sie eine Zusammenfassung dessen, was es umfasst:

Umfassende Ernährung:
Stellen Sie sicher, dass jede Mahlzeit ein ausgewogenes Verhältnis von Proteinen, Obst, Gemüse, Vollkornprodukten und gesunden Fetten enthält. Dieser umfassende Ansatz stellt sicher, dass der Körper eine breite Palette essentieller Nährstoffe

erhält, um die allgemeine Gesundheit zu unterstützen.

Gezielte Nährstoffe:
Erkennen von spezifischen Nährstoffe, die eine entscheidende Rolle bei der Unterstützung von Menschen während der Leukämiebehandlung spielen. Beispielsweise unterstützen Proteine die Gewebereparatur, Obst und Gemüse liefern Vitamine und Antioxidantien zur Unterstützung des Immunsystems, Vollkornprodukte liefern nachhaltige Energie und gesunde Fette tragen zum allgemeinen Wohlbefinden bei.

Trink Strategie:
Betonen Sie, wie wichtig es ist, ausreichend Flüssigkeit zu sich zu nehmen, und berücksichtigen Sie neben feuchtigkeitsspendenden Optionen wie Suppen, Brühen und Kräutertees auch die Wasseraufnahme. Die richtige Flüssigkeitszufuhr ist von grundlegender Bedeutung für die Unterstützung verschiedener Körperfunktionen und die Förderung der allgemeinen Gesundheit.

Minimierung schädlicher Elemente:
Begrenzung des Verzehrs von verarbeiteten und zuckerhaltigen Lebensmitteln, um unnötige Zusatzstoffe zu vermeiden und eine nährstoffreiche Ernährung zu unterstützen. Dies trägt dazu bei, eine Grundlage zu schaffen, die sich auf gesunde, natürliche Inhaltsstoffe konzentriert.

Anpassungsfähige und sanfte Entscheidungen:

Erkennen der potenziellen Herausforderungen, mit denen Einzelpersonen während der Behandlung konfrontiert sein können, wie z. B. Schluckbeschwerden oder Verdauungsprobleme. Durch die Bereitstellung von Optionen wie weicheren Texturen, einschließlich Suppen und pürierten Lebensmitteln, wird sichergestellt, dass die Mahlzeiten nicht nur nahrhaft, sondern auch sanft und leicht verdaulich sind.

Individuelle Überlegungen:

Erkennen der Einzigartigkeit der Geschmackspräferenzen und Ernährungseinschränkungen jeder Person. Die Anpassung der Mahlzeiten an die individuellen Bedürfnisse fördert das Wohlbefinden und stellt sicher, dass die Grundlage für die Heilung individuell und unterstützend ist.

Im Wesentlichen erfordert der Aufbau einer Grundlage für die Heilung einen durchdachten und ganzheitlichen Ernährungs Ansatz. Es geht darum, Mahlzeiten zu kreieren, die nicht nur gut schmecken, sondern auch zum allgemeinen Wohlbefinden der Menschen beitragen, die die Herausforderungen der Leukämiebehandlung meistern. Mit dieser Stiftung möchten wir Menschen auf ihrem Weg zur Genesung Nahrung, Kraft und Unterstützung bieten.

1. 2 Anpassung der Ernährung an individuelle Behandlungspläne

Dieser Abschnitt geht über einen einheitlichen Ansatz hinaus und befasst sich mit der Kunst, die Ernährung an die individuellen Bedürfnisse von Personen anzupassen, die sich einer Leukämie-Behandlung unterziehen. Wir sind uns bewusst, dass der Lebensweg jedes Menschen anders ist, und erforschen daher, wie wichtig es ist, die Mahlzeiten individuell auf die spezifischen Behandlungspläne abzustimmen.

Persönliche Gesundheitsziele verstehen:
In Anerkennung der Tatsache, dass Einzelpersonen je nach allgemeinem Gesundheitszustand, Krankengeschichte und Behandlungszielen unterschiedliche Gesundheitsziele und Ernährungsbedürfnisse haben können.

Anpassung an die Nebenwirkungen der Behandlung:
Um die potenziellen Nebenwirkungen von Leukämiebehandlungen, wie Appetitveränderungen, Geschmacksveränderungen oder Verdauungsprobleme, anzugehen, stellt die maßgeschneiderte Ernährung zur Linderung dieser Herausforderungen sicher, dass Einzelpersonen trotz dieser Hindernisse die notwendige Nahrung erhalten.

Berücksichtigung von Nahrungspräferenzen:
Berücksichtigung individueller Ernährung
Präferenzen und die Sicherstellung, dass Mahlzeiten
nicht nur ernährungsphysiologisch sinnvoll, sondern
auch genussvoll sind. Dieser Ansatz fördert eine
positive Beziehung zum Essen in einer
herausfordernden Zeit.

Beratung mit medizinischem Fachpersonal:
Betonung der Bedeutung der Zusammenarbeit mit
medizinischem Fachpersonal, einschließlich
Onkologen und Ernährungswissenschaftlern, um
einen Ernährungsplan zu erstellen, der den
medizinischen Empfehlungen entspricht und die
gesamte Behandlungsstrategie ergänzt.

Flexibilität und Anpassungsfähigkeit:
Wir sind uns darüber im Klaren, dass sich die
Ernährungsbedürfnisse im Verlauf der Behandlung
ändern können. Die Gestaltung flexibler und
anpassungsfähiger Mahlzeiten ermöglicht laufende
Anpassungen basierend auf Änderungen des
Gesundheitszustands und der
Behandlungsprotokolle.

Stärkung durch Bildung:
Bereitstellung von Informationen und Ressourcen,
um Einzelpersonen und ihre Betreuer in die Lage zu
versetzen, fundierte Ernährung Entscheidungen zu
treffen. Aufklärung spielt eine Schlüsselrolle, um
sicherzustellen, dass Ernährungs Entscheidungen

mit den Behandlungen Zielen übereinstimmen und zum allgemeinen Wohlbefinden beitragen.

In diesem Segment liegt der Fokus auf dem Einzelnen – die maßgeschneiderte Ernährung ist kein starres Rezept, sondern ein dynamischer und personalisierter Aspekt der Heilungsreise. Indem wir die Bedeutung der Individualisierung verstehen, wollen wir eine unterstützende und nährende Grundlage schaffen, die sich nahtlos an den individuellen Weg jedes Menschen zur Genesung anpasst

Kapitel 2

Individuelle Vorlieben in der Leukämie-Ernährung

Das Verstehen und Eingehen auf individuelle Vorlieben ist ein entscheidender Aspekt bei der Gestaltung einer auf die Bedürfnisse von Leukämiepatienten zugeschnittenen Ernährung. Die kulinarische Reise jedes Menschen ist einzigartig und wird von Geschmackspräferenzen, Ernährungseinschränkungen und dem Komfortniveau bei bestimmten Lebensmitteln geprägt. Das sollten Leukämiepatienten beachten:

Nutzen Sie die Vielfalt, um Ihren Vorlieben gerecht zu werden:
Bei Leukämiepatienten kommt es häufig zu Geschmacks- und Appetit Veränderungen. Es ist wichtig, eine Vielzahl von Geschmacksrichtungen und Texturen zu nutzen, um sich ändernden Vorlieben gerecht zu werden. Integrieren Sie ein Spektrum an Obst, Gemüse, Proteinen und Getreide, um ein abwechslungsreiches und zufriedenstellendes Spielerlebnis zu gewährleisten.

Kommunizieren Sie Ihre Ernährung Präferenzen:
Eine offene Kommunikation mit Gesundheitsdienstleistern, Ernährungsberatern und Betreuern ist von entscheidender Bedeutung. Teilen

Sie Ihre Vorlieben, Abneigungen und Abneigungen mit, die während der Behandlung auftreten können. Dies hilft bei der Erstellung eines personalisierten Ernährungsplans, der Ihren Geschmackspräferenzen entspricht und gleichzeitig den wesentlichen Nährstoffbedarf deckt.

Entdecken Sie neue Zutaten:
Experimentieren mit neuen Zutaten kann eine spannende Möglichkeit sein, Aromen zu entdecken, die dem individuellen Geschmack entsprechen. Erwägen Sie, verschiedene Kräuter, Gewürze und alternative Zutaten auszuprobieren, um den Geschmack Ihrer Mahlzeiten zu verbessern. Diese Erkundung verleiht Ihrer kulinarischen Auswahl Abwechslung und ein Gefühl von Abenteuer.

Berücksichtigung diätetischer Einschränkungen:
Personen, die sich einer Leukämiebehandlung unterziehen, können aufgrund ihres Gesundheitszustands bestimmte Ernährungseinschränkungen oder -präferenzen haben. Ganz gleich, ob weichere Konsistenzen, Modifikationen für Allergien oder ein Fokus auf bestimmte Nährstoffe erforderlich sind – die enge Zusammenarbeit mit medizinischem Fachpersonal stellt sicher, dass der Ernährungsplan sowohl den persönlichen Vorlieben als auch den medizinischen Anforderungen entspricht.

Die Kraft von Comfort Foods:
Wohlfühl Speisen nehmen auf der kulinarischen Reise einen besonderen Platz ein und vermitteln ein Gefühl der Vertrautheit und des Wohlbefindens. Die Einbeziehung vertrauter und wohltuender Gerichte in die Ernährung kann in schwierigen Zeiten Trost und Freude bringen. Ganz gleich, ob es sich um ein beliebtes Familienrezept oder ein Lieblingsgericht aus der Kindheit handelt, diese Wohlfühlernährung trägt zum emotionalen Wohlbefinden von Leukämiepatienten bei.

Achtsames Essen für emotionales Wohlbefinden:
Der Zusammenhang zwischen Emotionen und Essen ist tiefgreifend. Es ist von entscheidender Bedeutung, darauf zu achten, welche Gefühle bestimmte Lebensmittel bei Ihnen hervorrufen. Achtsames Essen fördert die bewusste Wahrnehmung jedes Bissens und fördert so eine positive Beziehung zum Essen. Wählen Sie Mahlzeiten, die nicht nur den Körper nähren, sondern auch zum emotionalen Wohlbefinden beitragen.

Flexibilität bei der Essensplanung:
Bedenken Sie, dass sich Präferenzen im Verlauf der Behandlung ändern können. Eine flexible Essensplanung ermöglicht Anpassungen je nach Geschmack und Bedarf. Erwägen Sie, eine Vielzahl von Optionen bereitzuhalten, um wechselnden

Vorlieben gerecht zu werden und eine zufriedenstellende und nahrhafte Ernährung sicherzustellen.

Bei der Steuerung der Leukämie-Ernährung wird die Berücksichtigung individueller Vorlieben zu einem wirksamen Instrument zur Förderung des Wohlbefindens. Es verwandelt das kulinarische Erlebnis in eine positive und personalisierte Reise und erkennt die Bedeutung von Geschmack, Komfort und individueller Auswahl für den Heilungsprozess an.

Kapitel 3

Proteinreiche Köstlichkeiten

1. Hähnchen- und Gemüsespieße

Zutaten:
1 Pfund Hähnchenbrust ohne Haut in Würfel schneiden
Paprika (rot, grün und gelb), in Stücke schneiden
Rote Zwiebel, in Spalten geschnitten
Kirschtomaten
Olivenöl
Knoblauchpulver
Paprika
Salz und Pfeffer nach Geschmack
Holzspieße, in Wasser eingeweicht

Vorbereitung:
In einer Schüssel die Hähnchenwürfel mit Olivenöl, Knoblauchpulver, Paprika, Salz und Pfeffer marinieren. Lassen Sie es 15–30 Minuten ruhen.

Die feuchten Holzspieße mit mariniertem Hähnchen, Kirschtomaten, Paprika und roten Zwiebeln füllen.

Bei mittlerer bis hoher Hitze einen Grill oder eine Grillpfanne vorheizen.

Die Spieße 10–15 Minuten grillen und dabei gelegentlich wenden, bis das Hähnchen gar ist und das Gemüse verkohlt und zart ist.

Vorbereitungszeit: 20–30 Minuten (einschließlich Marinierzeit)

Portion Vorschläge:
Für eine gesunde Mahlzeit servieren Sie die Spieße auf einem Bett aus Quinoa oder braunem Reis.

Für zusätzlichen Geschmack mit einer Zitronen-Tahini-Sauce beträufeln.

Kombinieren Sie es mit einem Beilagensalat aus gemischtem Gemüse für mehr Frische.

2. Gebackener Zitronen-Kräuter-Fisch

Zutaten:
4 Weißfischfilets (z. B. Tilapia oder Kabeljau)
2 Esslöffel Olivenöl
Schale und Saft von 1 Zitrone
Frische Kräuter wie Petersilie, Dill oder Thymian gehackt.
Knoblauch, gehackt
Salz und Pfeffer nach Geschmack

Vorbereitung:
Heizen Sie den Ofen auf 375 °F (190 °C) vor. Ein Backblech mit Backpapier auslegen.

Die Fischfilets auf ein vorbereitetes Backblech legen. In einer kleinen Schüssel Olivenöl, Zitronenschale, Zitronensaft, gehackten Kräuter, gehackten Knoblauch, Salz und Pfeffer vermischen, um eine Kräutermarinade herzustellen.

Bestreichen Sie jedes Fischfilet mit der Kräutermarinade und achten Sie darauf, dass es gut bedeckt ist.

Backen Sie den Fisch 15 bis 20 Minuten lang im vorgeheizten Ofen oder bis er gar ist und sich leicht mit einer Gabel lösen lässt.

Vorbereitungszeit: 25 Minuten

Portion Vorschläge:
Servieren Sie den gebackenen Fisch mit einer Beilage Quinoa oder Couscous.
Für einen zusätzlichen Geschmack einen Schub mit weiteren Kräutern garnieren.

Kombinieren Sie es mit gedünstetem Gemüse oder einem leichten Salat für eine abgerundete Mahlzeit.

3. Quinoa- und schwarzer Bohnensalat

Zutaten:

1 Tasse Quinoa, abgespült

2 Tassen Wasser oder Gemüsebrühe

1 Dose (15 oz) saubere, abgespülte und abgetropfte schwarze Bohnen

1 Tasse Kirschtomaten, halbiert

1 Gurke, gewürfelt

1 Paprika (beliebige Farbe), gewürfelt

1/4 Tasse rote Zwiebel, fein gehackt

Frischer Koriander, gehackt (optional)

Dressing:

3 Esslöffel Olivenöl

2 Esslöffel Limettensaft

1 Teelöffel gemahlener Kreuzkümmel

Salz und Pfeffer nach Geschmack

Vorbereitung:

Quinoa und Wasser oder Gemüsebrühe in einem Topf vermischen. Zum Kochen bringen, dann die Hitze reduzieren, abdecken und 15–20 Minuten köcheln lassen, oder bis die Quinoa gar ist und das Wasser aufgesogen ist. Lass es abkühlen.

In einer großen Schüssel gekochtes Quinoa, schwarze Bohnen, Kirschtomaten, Gurke, Paprika, rote Zwiebeln und Koriander (falls verwendet) vermischen.

Für das Dressing Olivenöl, Limettensaft, gemahlenem Kreuzkümmel, Salz und Pfeffer in einer kleinen Schüssel verrühren.

Das Dressing über die Quinoa-Mischung träufeln und vorsichtig vermischen.

Vor dem Servieren mindestens 30 Minuten im Kühlschrank lagern, damit sich die Aromen vermischen können.

Vorbereitungszeit: 30 Minuten (inkl. Abkühlzeit)

Portion Vorschläge:
Servieren Sie den Quinoa- und schwarzen Bohnensalat als erfrischende Beilage oder als leichtes Hauptgericht.

Vor dem Servieren mit zusätzlichem Koriander garnieren.

Genießen Sie es pur oder als Füllung für Wraps oder Tacos.

4. Mit Truthahn und Quinoa gefüllte Paprika

Zutaten:
4 Paprika, halbiert und entkernt

1 Pfund gemahlener Truthahn
1 Tasse gekochte Quinoa
1 Dose schwarze Bohnen, abgetropft und abgespült
1 Tasse Maiskörner
1 Tasse Kirschtomaten, halbiert
1 Teelöffel Kreuzkümmel
1 Teelöffel Chilipulver
Salz und Pfeffer nach Geschmack
1 Tasse geriebener Cheddar-Käse (optional)

Vorbereitung:
Schalten Sie den Ofen auf 190 °C (375 °F) ein.

In einer Pfanne das Putenhackfleisch anbraten, bis es braun ist. Überschüssiges Fett abtropfen lassen.

In einer großen Schüssel gekochten Truthahn, Quinoa, schwarze Bohnen, Mais, Kirschtomaten, Kreuzkümmel, Chilipulver, Salz und Pfeffer vermischen.

Jede Paprikahälfte mit der Truthahn-Quinoa-Mischung füllen.

Nach Belieben mit geriebenem Cheddar-Käse garnieren.

Backen Sie die Paprika 25 bis 30 Minuten lang oder bis sie weich sind.

Heiß servieren, garniert mit frischem Koriander.

Vorbereitungszeit: 45 Minuten

Portion Vorschläge:
Genießen Sie die mit Truthahn und Quinoa gefüllten Paprikaschoten als gesundes Hauptgericht.

Mit gemischtem Gemüse oder einer leichten Avocado-Salsa servieren.

5. Linsen-Gemüse-Curry

Zutaten:
1 Tasse getrocknete Linsen, abgespült und abgetropft
2 Tassen Gemüsebrühe
1 Dose Kokosmilch
1 Zwiebel, gewürfelt
2 Karotten, in Scheiben geschnitten
1 Paprika, gewürfelt
1 Zucchini, gewürfelt
3 Esslöffel Currypulver
1 Teelöffel Kurkuma
Salz und Pfeffer nach Geschmack
Frischer Koriander zum Garnieren

Vorbereitung:
In einem Topf Linsen, Gemüsebrühe, Kokosmilch, Zwiebeln, Karotten, Paprika, Zucchini, Currypulver, Kurkuma, Salz und Pfeffer vermischen.

Zum Kochen bringen, dann die Hitze reduzieren und 25–30 Minuten köcheln lassen, bis die Linsen weich sind.

Bei Bedarf nachwürzen.

Heiß servieren, garniert mit frischem Koriander.

Vorbereitungszeit: 40 Minuten

Portion Vorschläge:
Kombinieren Sie das Linsen-Gemüse-Curry mit braunem Reis oder Quinoa.
Für einen cremigen Abschluss einen Klecks griechischen Joghurt darüber geben.

6. Gegrillter Lachs mit Dillsauce

Zutaten:
4 Lachsfilets
2 Esslöffel Olivenöl
Saft von 1 Zitrone
2 Teelöffel getrockneter Dill
Salz und Pfeffer nach Geschmack

Dillsoße:
1/2 Tasse griechischer Joghurt
1 Esslöffel frischer Dill, gehackt
1 Teelöffel Dijon-Senf
1 Teelöffel Honig
Salz und Pfeffer nach Geschmack

Vorbereitung:
Den Grill auf mittlere bis hohe Hitze vorheizen.
Lachsfilets mit Olivenöl und Zitronensaft
bestreichen. Salz, Pfeffer und getrocknetem Dill
würzen.

Den Lachs auf jeder Seite 4–5 Minuten grillen oder
bis er gar ist.

In einer kleinen Schüssel griechischen Joghurt,
frischen Dill, Dijon-Senf, Honig, Salz und Pfeffer
verrühren.

Vor dem Servieren einen Klecks Dill Sauce zum
Lachs geben.

Vorbereitungszeit: 20 Minuten

Portion q1:
Genießen Sie den gegrillten Lachs mit einer Beilage
geröstetem Gemüse oder einem Quinoa-Salat.

7. Kichererbsen-Spinat-Eintopf

Zutaten:
2 Dosen Kichererbsen, abgetropft und abgespült
1 Zwiebel, fein gehackt
3 Knoblauchzehen, gehackt
1 Dose gewürfelte Tomaten
4 Tassen Babyspinat

1 Teelöffel Kreuzkümmel
1 Teelöffel Paprika
1/2 Teelöffel Zimt
Salz und Pfeffer nach Geschmack
Olivenöl zum Anbraten

Vorbereitung:
Zwiebel und Knoblauch in einen Topf geben und in Olivenöl anbraten, bis sie weich sind.

Kichererbsen, Tomatenwürfel, Kreuzkümmel, Paprika, Zimt, Salz und Pfeffer hinzufügen.
Lassen Sie die Aromen 15 bis 20 Minuten lang köcheln und vermischen.

Babyspinat einrühren und kochen, bis er zusammenfällt.

Bei Bedarf nachwürzen.

Heiß servieren.

Vorbereitungszeit: 30 Minuten

Portion Vorschläge:
Kombinieren Sie den Kichererbsen-Spinat-Eintopf mit knusprigem Vollkornbrot.
Nach Belieben mit einer Prise Fetakäse garnieren.

8.Teriyaki-Tofu-Pfanne

Zutaten:

1 Block fester Tofu, gepresst und gewürfelt
2 Tassen Brokkoliröschen
1 Paprika, in Scheiben geschnitten
1 Karotte, Julienne
1/2 Tasse Zuckererbsen
3 Esslöffel Teriyaki-Sauce

2 Esslöffel Sojasauce
1 Esslöffel Sesamöl
2 Teelöffel Maisstärke
Gekochter brauner Reis zum Servieren

Vorbereitung:
In einem Wok oder einer Pfanne die Tofuwürfel goldbraun anbraten.

Brokkoli, Paprika, Karotten und Zuckererbsen hinzufügen. 3–4 Minuten unter Rühren braten.

In einer kleinen Schüssel Teriyaki-Sauce, Sojasauce, Sesamöl und Maisstärke verrühren.

Die Soße über den Tofu und das Gemüse gießen. Umrühren, um eine gleichmäßige Beschichtung zu erzielen.

Unter Rühren weiterbraten, bis die Soße eindickt.

Über gekochtem braunem Reis servieren.

Vorbereitungszeit
25 Minuten

Portion Vorschläge:
Genießen Sie die Teriyaki-Tofu-Pfanne als schnelle und schmackhafte Mahlzeit unter der Woche.

Für noch mehr Geschmack mit Sesamkörnern und geschnittenen Frühlingszwiebeln belegen.

9. Garnelen-Avocado-Salat

Zutaten:
1 Pfund Garnelen, geschält und entdarmt
2 Avocados, gewürfelt
1 Tasse Kirschtomaten, halbiert
1 Gurke, gewürfelt
1/4 Tasse rote Zwiebel, fein gehackt
Frischer Koriander, gehackt
Saft von 2 Limetten
2 Esslöffel Olivenöl
Salz und Pfeffer nach Geschmack

Vorbereitung:
Die Garnelen in einer Pfanne kochen, bis sie rosa und undurchsichtig sind.

In einer großen Schüssel gekochte Garnelen, gewürfelte Avocados, Kirschtomaten, Gurken, rote Zwiebeln und Koriander vermischen.

Limettensaft, Olivenöl, Salz und Pfeffer in einer kleinen Schüssel vermischen.

Gießen Sie das Dressing über den Salat und rühren Sie etwas um.

Gekühlt servieren.

Vorbereitungszeit
20 Minuten

Portion Vorschläge:
Genießen Sie den Garnelen-Avocado-Salat als leichtes und erfrischendes Mittagessen.

Für zusätzliche Frische auf einem Bett aus gemischtem Grün servieren.

10. Auberginen-Linsen-Moussaka

Zutaten:
1 große Aubergine, in Scheiben geschnitten
1 Tasse getrocknete grüne Linsen, gekocht
1 Zwiebel, fein gehackt
2 Knoblauchzehen, gehackt
1 Dose zerdrückte Tomaten
1 Teelöffel getrockneter Oregano
1 Teelöffel gemahlener Zimt
1/2 Tasse geriebener Parmesankäse
2 Esslöffel Olivenöl
Salz und Pfeffer nach Geschmack

Vorbereitung:
Heizen Sie den Ofen auf 375 °F (190 °C) vor.

Die Auberginenscheiben mit Olivenöl einreiben und mit Salz und Pfeffer würzen.

Auberginenscheiben 15 Minuten lang rösten oder bis sie weich sind.

In einer Pfanne die Zwiebel und den Knoblauch anbraten, bis sie weich sind

Gekochte Linsen, zerdrückte Tomaten, Oregano, Zimt, Salz und Pfeffer hinzufügen.

Die Hälfte der gerösteten Auberginen in eine Auflaufform schichten, gefolgt von der Linsenmischung. Wiederholen.

Mit geriebenem Parmesankäse belegen.

30 bis 35 Minuten backen, bis es braun ist und Blasen wirft.

Vor dem Servieren etwas abkühlen lassen.

Vorbereitungszeit
60 Minuten

Portion Vorschläge:

Genießen Sie das Auberginen-Linsen-Moussaka als herzhaftes und sättigendes Abendessen.

Für eine komplette Mahlzeit servieren oder mit einem Beilagensalat kombinieren.

Kapitel 4

Lebendiges Obst und Gemüse

1.Regenbogen Fruchtsalat

Zutaten:

1 Tasse Erdbeeren, geschält und halbiert
1 Tasse Ananas, gewürfelt
1 Tasse Mango, gewürfelt
1 Tasse Kiwi, geschält und in Scheiben geschnitten
1 Tasse Blaubeeren
1 Tasse Weintrauben, halbiert
1 Banane, in Scheiben geschnitten
Frische Minzblätter zum Garnieren (optional)

Honig-Limetten-Dressing:
2 Esslöffel Honig
1 Esslöffel Limettensaft

Vorbereitung:

In einer großen Schüssel Erdbeeren, Ananas, Mango, Kiwi, Blaubeeren, Weintrauben und Bananen vermischen.

In einer kleinen Schüssel Honig und Limettensaft verrühren, um das Dressing herzustellen.

Das Honig-Limetten-Dressing über die Fruchtmischung träufeln und vorsichtig umrühren.

Nach Belieben mit frischen Minzblättern garnieren.

Vorbereitungszeit:
15 Minuten

Portion Vorschläge:
Servieren Sie den Regenbogen Fruchtsalat als erfrischendes Dessert oder leichten Snack.

Für noch mehr Cremigkeit einen Klecks griechischen Joghurt darüber geben.

Genießen Sie es als farbenfrohen Belag für Pfannkuchen oder Waffeln.

2. Geröstetes Gemüse Gemisch

Zutaten:
2 Tassen Kirschtomaten, halbiert
2 Paprika (jede Farbe), gewürfelt
1 Zucchini, in Scheiben geschnitten
1 gelber Kürbis, in Scheiben geschnitten
1 rote Zwiebel, in dünne Scheiben geschnitten
3 Knoblauchzehen, gehackt
2 Esslöffel Olivenöl
1 Teelöffel getrockneter Thymian
1 Teelöffel getrockneter Rosmarin
Salz und Pfeffer nach Geschmack

Frischer Basilikum, gehackt, zum Garnieren (optional)

Vorbereitung:
Den Ofen auf 220 °C (425 °F) vorheizen. Ein Backblech mit Backpapier auslegen.

In einer großen Schüssel Kirschtomaten, Paprika, Zucchini, gelben Kürbis, rote Zwiebeln und gehackten Knoblauch vermischen.

Olivenöl über das Gemüse träufeln, dann mit getrocknetem Thymian, getrocknetem Rosmarin, Salz und Pfeffer bestreuen. Rühren Sie das Gemüse um, bis es gleichmäßig bedeckt ist

Das Gemüse auf dem Backblech anrichten.

Im vorgeheizten Ofen 20–25 Minuten rösten, bis das Gemüse zart und leicht karamellisiert ist.

Vorbereitungszeit:
30 Minuten

Portion Vorschläge:
Servieren Sie das geröstete Gemüse Gemisch als aromatische Beilage.

Für ein herzhaftes Hauptgericht mit gekochtem Quinoa oder Nudeln vermischen.

Für einen zusätzlichen Kräutergeschmack mit frischem Basilikum garnieren.

3.Smoothie-Booster für jeden Tag

Zutaten:

Basis-Smoothie:
1 Tasse gemischte Beeren wie Erdbeeren, Blaubeeren, Himbeeren (gefroren)
1 Banane, geschält
1 Tasse Spinatblätter
1 Tasse Milch Ihrer Wahl (oder vorzugsweise Mandelmilch)
1 Esslöffel Chiasamen

Booster:

Eiweiß Leistung:
1 Messlöffel Proteinpulver mit Beeren- oder Vanillegeschmack

Super Essen Spritzen:
1 Esslöffel Acai-Pulver
1 Esslöffel Leinsamen

Anregend Zitrusfrüchte Zing:
Saft von 1 Orange
1 Esslöffel Hanfsamen

Vorbereitung:
In einem Mixer die gefrorenen gemischten Beeren, Banane, Spinat, Mandelmilch und Chiasamen vermischen.
Mischen, bis alles glatt und gut vermischt ist.

Teilen Sie den Basis-Smoothie in drei Portionen.

Für Protein Power:
Fügen Sie das Proteinpulver zu einer Portion des Basis-Smoothies hinzu.
Mischen, bis das Proteinpulver vollständig eingearbeitet ist.

Für Superfood Splash:
Fügen Sie Acai-Pulver und Leinsamen zu einer weiteren Portion des Basis-Smoothies hinzu.
Mischen, bis die Superfood-Booster gut vermischt sind.

Anregend Zitrusfrüchte Zing:
Drücken Sie den Saft einer Orange in den restlichen Teil des Basis-Smoothies.
Hanfsamen hinzufügen und mixen, bis die Zitrus-Booster eingearbeitet sind.

Vorbereitungszeit:
10 Minuten

Portion Vorschläge:
Genießen Sie diese Smoothie-Booster als nahrhaftes Frühstück oder energie spendenden Snack.
Kombinieren Sie alle drei Varianten für eine farbenfrohe und nährstoffreiche Smoothie-Bowl.
Mit Müsli, Nüssen oder frischem Obst belegen
Textur und Geschmack.

4. Spinat-Beeren-Power-Smoothie

Zutaten:
2 Tassen frischer Spinat
1 Tasse gemischte Beeren (Erdbeeren, Blaubeeren, Himbeeren)
1 Banane
1/2 Tasse griechischer Joghurt
1 Esslöffel Chiasamen
1 Tasse Mandelmilch
Eiswürfel (optional)

Vorbereitung:
Spinat, gemischte Beeren, Banane, griechischer Joghurt, Chiasamen und Mandelmilch in einem Mixer vermischen.

Alles glatt rühren.

Fügen Sie Eiswürfel hinzu, wenn Sie etwas Kälte wünschen, und mixen Sie erneut.

In ein Glas gießen und diesen nährstoffreichen Smoothie genießen.

Vorbereitungszeit:
10 Minuten

Portion Vorschläge:
Beginnen Sie Ihren Tag mit diesem Spinat-Beeren-Power-Smoothie für einen Energieschub.

Als erfrischendes Getränk nach dem Training servieren.

5. Mit gegrilltem Gemüse und Quinoa gefüllte Paprika

Zutaten:
4 Paprika, halbiert und entkernt
1 Tasse gekochte Quinoa
1 Zucchini, gewürfelt
1 gelber Kürbis, gewürfelt
1 rote Zwiebel, gewürfelt
1 Tasse Kirschtomaten, halbiert
2 Esslöffel Olivenöl
1 Teelöffel italienisches Gewürz
Salz und Pfeffer nach Geschmack
Feta-Käse zum Garnieren (optional)

Vorbereitung:
Heizen Sie den Grill oder den Ofen auf 190 °C (375 °F) vor.

In einer Schüssel gewürfelte Zucchini, gelben Kürbis, rote Zwiebeln und Kirschtomaten mit Olivenöl, italienischen Gewürzen, Salz und Pfeffer vermengen.

Grillen oder rösten Sie das Gemüse etwa 15–20 Minuten lang, bis es weich ist.

In einer separaten Schüssel die gekochte Quinoa mit dem gegrillten Gemüse vermischen.

Jede Paprikahälfte mit der Quinoa-Gemüse-Mischung füllen.

Nach Belieben mit Feta-Käse garnieren.

Backen Sie die Paprika weitere 15 Minuten oder bis sie weich sind.
Heiß servieren.

Vorbereitungszeit: 35 Minuten

Serviervorschläge:
Genießen Sie diese mit gegrilltem Gemüse und Quinoa gefüllten Paprika als farbenfrohes und gesundes Mittag- oder Abendessen.

Kombinieren Sie es mit einem Beilagensalat für zusätzliche Frische.

6.Mango-Gurken-Salsa

Zutaten:
2 reife Mangos, gewürfelt
1 Gurke, gewürfelt
1 rote Paprika, fein gehackt
1/4 Tasse rote Zwiebel, fein gehackt
Frischer Koriander, gehackt
Saft von 2 Limetten
Salz und Pfeffer nach Geschmack

Vorbereitung:
In einer Schüssel gewürfelte Mangos, Gurken, rote Paprika, rote Zwiebeln und Koriander vermischen.

Limettensaft über die Mischung auspressen.

Mit Salz und Pfeffer abschmecken.

Vor dem Servieren mindestens 30 Minuten in den Kühlschrank stellen.

Als erfrischende Salsa oder als Topping für gegrilltes Hähnchen oder Fisch servieren.

Vorbereitungszeit:
15 Minuten

Portion Vorschläge:
Genießen Sie die Mango-Gurken-Salsa als lebendige Beilage oder als Topping für Tacos.

Servieren Sie mit diesen Salsa-Tortilla Chips einen köstlichen Snack.

7. Brokkoli und Apfelsalat

Zutaten:
2 Tassen Brokkoli-Krautsalat
1 Apfel, julieniert
1/2 Tasse Rosinen
1/4 Tasse Sonnenblumenkerne
1/2 Tasse griechischer Joghurt

1 Esslöffel Honig
1 Esslöffel Apfelessig
Salz und Pfeffer nach Geschmack

Vorbereitung:
In einer großen Schüssel Brokkoli-Krautsalat, Julienned-Apfel, Rosinen und Sonnenblumenkerne vermischen.

Griechischen Joghurt, Honig, Apfelessig, Salz und Pfeffer in einer kleinen Schüssel vermischen.

Die Krautsalat Mischung mit dem Dressing beträufeln und vermischen, damit sie gleichmäßig bedeckt ist.

Vor dem Servieren mindestens eine halbe Stunde abkühlen lassen.

Vorbereitungszeit: 20 Minuten

Portion Vorschläge:
Servieren Sie den Brokkoli-Apfel-Krautsalat als erfrischende Beilage oder als leichtes Mittagessen.

Kombinieren Sie es mit gegrilltem Hähnchen oder Fisch für eine ausgewogene Mahlzeit.

8. Zucchini Nudeln gemischt mit Pesto und Kirschtomaten

Zutaten:
4 mittelgroße Zucchini, spiralisiert
1 Tasse Kirschtomaten, halbiert
1/2 Tasse Pinienkerne, geröstet
1/2 Tasse geriebener Parmesankäse
1 Tasse frische Basilikumblätter
2 Knoblauchzehen
1/2 Tasse natives Olivenöl extra
Salz und Pfeffer nach Geschmack

Vorbereitung:
In einem Mixer frisches Basilikum, Knoblauch, Pinienkerne und Parmesankäse vermischen.

Unter langsamer Zugabe von Olivenöl mixen, bis ein glattes Pesto entsteht.

In einer großen Pfanne die Zucchini Nudeln anbraten, bis sie gerade zart sind.

Zucchininudeln vorsichtig mit Kirschtomaten und Pesto vermengen.

Mit Salz und Pfeffer abschmecken.

Warm servieren.

Vorbereitungszeit:
25 Minuten

Portion Vorschläge:
Genießen Sie Zucchininudeln mit Pesto und Kirschtomaten als leichte und würzige Pasta-Alternative.

Für noch mehr Würze mit zusätzlichem Parmesankäse belegen.

9. Beeren-Spinat-Salat mit Balsamico-Vinaigrette

Zutaten:
6 Tassen Babyspinat
1 Tasse gemischte Beeren (Erdbeeren, Blaubeeren, Himbeeren)
1/4 Tasse zerbröckelter Feta-Käse
1/4 Tasse gehackte Walnüsse, geröstet
Balsamico-Vinaigrette-Dressing

Vorbereitung:
In einer großen Schüssel Babyspinat, gemischte Beeren, Feta-Käse und geröstete Walnüsse vermischen.
Mit einem Balsamico-Vinaigrette-Dressing beträufeln.
Zum Überziehen vorsichtig umrühren.
Sofort servieren.

Vorbereitungszeit: 15 Minuten

Portion Vorschläge:
Genießen Sie den Beeren-Spinat-Salat als leichtes und nahrhaftes Mittagessen.
Kombinieren Sie es mit gegrilltem Hähnchen oder Lachs für zusätzliches Protein.

10. Schüssel mit Butternusskürbis und Granatapfel-Quinoa

Zutaten:
2 Tassen gekochte Quinoa
2 Tassen Butternut Kürbis, gewürfelt und geröstet
1/2 Tasse Granatapfelkerne
1/4 Tasse gehackte frische Minze
1/4 Tasse zerbröselter Ziegenkäse
2 Esslöffel Balsamico-Glasur
Salz und Pfeffer nach Geschmack

Vorbereitung:
In einer Schüssel gekochtes Quinoa, geröstete Butternut Kürbis, Granatapfelkerne, frische Minze und Ziegenkäse vermischen.
Mit einer Balsamico-Glasur beträufeln.
Mit Salz und Pfeffer abschmecken.
Vorsichtig umrühren und vermengen.
Warm oder bei Zimmertemperatur servieren.

Vorbereitungszeit:
30 Minuten

Portion Vorschläge:
Genießen Sie die Schüssel mit Butternusskürbis und Granatapfel-Quinoa als gesundes und sättigendes Abendessen.
Für noch mehr Cremigkeit mit zusätzlichem Ziegenkäse belegen.

Kapitel 5

Vollkorn für Energie

1. Wohltuende Hühner-Reis-Suppe

Zutaten:
1 Tasse brauner Reis, ungekocht
2 Esslöffel Olivenöl
1 Zwiebel, fein gehackt
2 Karotten, gewürfelt
2 Selleriestangen, gewürfelt
3 Knoblauchzehen, gehackt
6 Tassen Hühner- oder Gemüsebrühe
2 Tassen gekochtes Hühnchen, zerkleinert
1 Teelöffel getrockneter Thymian
Salz und Pfeffer nach Geschmack
Frische Petersilie, gehackt, zum Garnieren (optional)

Vorbereitung:
Braunen Reis nach Packungsanleitung kochen.

In einem großen Topf Olivenöl bei mittlerer Hitze erhitzen. Gehackte Zwiebeln, Karotten und Sellerie hinzufügen. Etwa 5 Minuten kochen lassen und prüfen, ob das Gemüse weich ist.

Den geriebenen Knoblauch hinzufügen und weitere 1-2 Minuten kochen lassen.

Mit Hühner- oder Gemüsebrühe aufgießen und zum Kochen bringen.

Gekochten braunen Reis, zerkleinertes Hähnchenfleisch, getrockneten Thymian, Salz und Pfeffer hinzufügen. 15–20 Minuten kochen lassen, damit sich die Aromen vermischen können

Vorbereitungszeit:
40 Minuten (einschließlich Reiskochzeit)

Portion Vorschläge:
Servieren Sie die wohltuende Hühner-Reis-Suppe als eigenständige, nahrhafte Mahlzeit.

Kombinieren Sie es mit einer Beilage Vollkornbrot für eine herzhafte Variante.

Für einen Hauch von Frische mit frischer Petersilie garnieren.

2. Vollkornnudeln mit Tomaten-Basilikum-Sauce

Zutaten:
8 Unzen. Vollkornnudeln
2 Esslöffel Olivenöl
1 Zwiebel, fein gehackt
2 Knoblauchzehen, gehackt
1 Dose (28 oz) zerdrückte Tomaten
1 Teelöffel getrocknetes Basilikum

1 Teelöffel getrockneter Oregano
Salz und Pfeffer nach Geschmack
Frischer Basilikum, gehackt, zum Garnieren
Geriebener Parmesankäse zum Servieren (optional)

Vorbereitung:
Vollkorn Nudeln nach Packungsanleitung kochen. Abtropfen lassen und beiseite stellen.

Geben Sie etwas Olivenöl in eine große Pfanne und erhitzen Sie es. Geben Sie die gehackte Zwiebel hinein und kochen Sie, bis sie weich ist.

Geriebenen Knoblauch dazugeben und 1-2 Minuten anbraten, bis sich sein Duft entfaltet.

Fügen Sie zerdrückte Tomaten hinzu und fügen Sie außerdem getrocknetes Basilikum, getrockneten Oregano, Salz und Pfeffer hinzu. 15–20 Minuten kochen lassen, damit sich die Aromen vermischen können.

Die gekochten Vollkornnudeln in der Tomaten-Basilikum-Sauce schwenken, bis sie gut bedeckt sind.

Vor dem Servieren mit frisch gehacktem Basilikum garnieren und nach Belieben mit geriebenem Parmesankäse bestreuen.

Vorbereitungszeit:
30 Minuten

Portion Vorschläge:
Servieren Sie die Vollkornnudeln mit Tomaten-Basilikum-Sauce als sättigendes Hauptgericht.
Kombinieren Sie es mit einer Beilage gemischtem Gemüse oder einem einfachen Salat für zusätzliche Frische.
Für einen Hauch Schärfe mit einer Prise rote Pfefferflocken genießen.

3. Frühstücksschüssel mit Hafer und Beeren

Zutaten:
1 Tasse Haferflocken
2 Tassen Mandelmilch (oder jede beliebige Milch)
1 Tasse gemischte Beeren (Erdbeeren, Blaubeeren, Himbeeren)
1 Esslöffel Chiasamen
1 Esslöffel Honig oder Ahornsirup
1/4 Tasse gehobelte Mandeln
Frische Minzblätter zum Garnieren (optional)

Vorbereitung:
In einer Pfanne Haferflocken und Mandelmilch vermischen. Unter regelmäßigem Rühren bei mittlerer Hitze kochen, bis die Soße eindickt und die Haferflocken gar sind.

Schalten Sie den Herd aus und lassen Sie es einige
Minuten abkühlen.

In einer Schüssel die gekochten Haferflocken mit
den gemischten Beeren schichten.

Chiasamen über die Beeren streuen.

Etwas Ahornsirup oder Honig darüber träufeln.

Nach Belieben mit Mandelblättchen und frischen
Minzblättern garnieren.

Vorbereitungszeit:
15 Minuten

Portion Vorschläge:
Genießen Sie die Frühstücks Bowl mit Hafer und
Beeren als vollwertige und sättigende Frühstücks
Option.

Für noch mehr Cremigkeit können Sie es mit
zusätzlichen Toppings wie griechischem Joghurt
oder Nussbutter individuell gestalten.

Entdecken Sie mit verschiedenen Beeren
Kombinationen ganz nach Ihrem Geschmack.

4. Quinoa-Gemüse-Pfanne

Zutaten:

1 Tasse Quinoa, abgespült und gekocht
2 Tassen gemischtes Gemüse (Brokkoli, Paprika und Zuckererbsen)
1 Tasse Tofu, gewürfelt
3 Esslöffel Sojasauce
1 Esslöffel Sesamöl
1 Esslöffel Reisessig
1 Esslöffel Hoisinsauce
2 Knoblauchzehen, gehackt
1 Teelöffel Ingwer, gerieben
2 Frühlingszwiebeln, gehackt
Sesamsamen zum Garnieren

Vorbereitung:
In einem Wok oder einer großen Pfanne die Tofuwürfel goldbraun anbraten. Beiseite legen.

In derselben Pfanne gemischtes Gemüse unter Rühren anbraten, bis es knusprig und zart ist.

Gekochtes Quinoa hinzufügen und weitere 2–3 Minuten anbraten.

In einer kleinen Schüssel Sojasauce, Sesamöl, Reisessig, Hoisinsauce, Knoblauch und Ingwer verrühren.

Gießen Sie die Sauce über die Quinoa-Gemüse-Mischung.
Den sautierten Tofu dazugeben und alles vermischen.

Zum Garnieren Sesamkörner und geschnittene Frühlingszwiebeln hinzufügen.
Heiß servieren.

Vorbereitungszeit:
25 Minuten

Portion Vorschläge:
Genießen Sie die Quinoa-Gemüse-Pfanne als schnelles und nahrhaftes Abendessen unter der Woche.
Für einen zusätzlichen Energieschub mit braunem Reis servieren.

5. Gersten-Pilz-Risotto

Zutaten:
1 Tasse Graupen, abgespült
3 Tassen Gemüsebrühe
1 Esslöffel Olivenöl
1 Zwiebel, fein gehackt
2 Knoblauchzehen, gehackt
8 Unzen. Pilze, in Scheiben geschnitten
1/2 Tasse geriebener Parmesankäse
Salz und Pfeffer nach Geschmack
Frische Petersilie, gehackt, zum Garnieren

Vorbereitung:
In einem Topf etwas Olivenöl bei mittlerer Hitze erhitzen. Gehackte Zwiebeln und Knoblauch hinzufügen; anbraten, bis sie weich ist.

Die in Scheiben geschnittenen Champignons dazugeben und anbraten, bis sie ihre Feuchtigkeit abgeben.

Graupen einrühren und 2–3 Minuten kochen lassen. Geben Sie zunächst eine Kelle nach der anderen Gemüsebrühe hinzu und rühren Sie dabei häufig um, bis sie absorbiert ist, bevor Sie weitere hinzufügen.

Dieser Vorgang sollte wiederholt werden, bis die Gerste eine weiche und cremige Konsistenz hat.
Geriebenen Parmesan unterrühren und mit Salz und Pfeffer würzen.
Vor dem Servieren mit gehackter frischer Petersilie garnieren.

Vorbereitungszeit:
40 Minuten

Portion Vorschläge:
Servieren Sie das Gersten-Pilz-Risotto als wohliges und herzhaftes Hauptgericht.
Kombinieren Sie es mit einer Beilage gedünstetem Gemüse für eine abgerundete Mahlzeit.

6. Schüssel mit würzigen Kichererbsen und braunem Reis

Zutaten:

1 Tasse brauner Reis, gekocht
1 Dose Kichererbsen, abgetropft und abgespült
1 Esslöffel Olivenöl
1 Teelöffel Kreuzkümmel
1 Teelöffel Paprika
1/2 Teelöffel Cayennepfeffer (je nach Geschmack anpassen)
Salz und Pfeffer nach Geschmack
Griechischer Joghurt zum Servieren
Frischer Koriander, gehackt, zum Garnieren

Vorbereitung:

In einer Pfanne etwas Olivenöl bei mittlerer Hitze erhitzen. Kichererbsen hinzufügen und anbraten, bis sie leicht gebräunt sind.

Kreuzkümmel, Paprika, Cayennepfeffer, Salz und Pfeffer über die Kichererbsen streuen. Zum Überziehen umrühren.

In einer Schüssel den gekochten braunen Reis und die gewürzten Kichererbsen schichten.

Mit einem Klecks griechischem Joghurt darüber servieren.

Mit gehacktem, frischem Koriander garnieren.
Warm servieren.

Vorbereitungszeit: 20 Minuten

Portion Vorschläge:
Genießen Sie die Schüssel mit würzigen
Kichererbsen und braunem Reis als geschmackvolles
und sättigendes Mittagessen.
Für noch mehr Cremigkeit mit einer geschnittenen
Avocado belegen.

7. Farro-Salat mit Zitronen-Dijon-Dressing

Zutaten:
1 Tasse Farro, gekocht
1 Tasse Kirschtomaten, halbiert
1 Gurke, gewürfelt
1/4 Tasse rote Zwiebel, fein gehackt
1/4 Tasse Feta-Käse, zerbröselt
2 Esslöffel Kalamata-Oliven, in Scheiben geschnitten
2 Esslöffel frische Petersilie, gehackt
Schale und Saft von 1 Zitrone
2 Esslöffel Olivenöl
1 Teelöffel Dijon-Senf
Salz und Pfeffer nach Geschmack

Vorbereitung:

In einer großen Schüssel gekochten Farro, Kirschtomaten, Gurke, rote Zwiebel, Feta-Käse, Kalamata-Oliven und frische Petersilie vermischen.

In einer kleinen Schüssel Zitronenschale, Zitronensaft, Olivenöl, Dijon-Senf, Salz und Pfeffer verrühren.

Das Dressing über den Farro-Salat gießen und vorsichtig vermischen.

Lassen Sie es vor dem Servieren mindestens 30 Minuten abkühlen.

Vorbereitungszeit:
25 Minuten

Portion Vorschläge:
Servieren Sie den Farro-Salat mit Zitronen-Dijon-Dressing als erfrischende Beilage oder als leichtes Mittagessen.

Kombinieren Sie es mit gegrilltem Hähnchen oder Fisch für zusätzliches Protein.

8. Mit Hirse und schwarzen Bohnen gefüllte Paprika

Zutaten:
4 Paprika, halbiert und entkernt

1 Tasse gekochte Hirse
1 Dose schwarze Bohnen, abgetropft und abgespült
1 Tasse Maiskörner
1 Tasse Salsa
1 Teelöffel Kreuzkümmel
1 Teelöffel Chilipulver
Salz und Pfeffer nach Geschmack
Frischer Koriander, gehackt, zum Garnieren

Vorbereitung:
Heizen Sie den Ofen auf 375 °F (190 °C) vor.

In einer Schüssel gekochte Hirse, schwarze Bohnen, Mais, Salsa, Kreuzkümmel, Chilipulver, Salz und Pfeffer vermischen.

Jede Paprikahälfte mit der Mischung aus Hirse und schwarzen Bohnen füllen.

25–30 Minuten backen oder bis sich die Paprika weich anfühlen

Mit gehacktem, frischem Koriander garnieren.

Heiß servieren.

Vorbereitungszeit:
35 Minuten

Portion Vorschläge:
Genießen Sie die mit Hirse und schwarzen Bohnen gefüllten Paprikaschoten als geschmackvolles und proteinreiches Abendessen.

Fügen Sie für die zusätzliche Cremigkeit auch einen Klecks griechischen Joghurt hinzu

9. Wildreis- und Cranberry-Pilaw

Zutaten:
1 Tasse Wildreis, gekocht
1/2 Tasse getrocknete Preiselbeeren
1/4 Tasse Pekannüsse, geröstet und gehackt
2 Esslöffel Orangenschale
2 Esslöffel frischer Orangensaft
1 Esslöffel Ahornsirup
2 Esslöffel Olivenöl
Salz und Pfeffer nach Geschmack

Vorbereitung:
In einer Schüssel gekochten Wildreis, getrocknete Preiselbeeren, geröstete Pekannüsse, Orangenschale und Orangensaft vermischen.

In einer separaten Schüssel Ahornsirup, Olivenöl, Salz und Pfeffer verrühren.

Gießen Sie das Dressing über die Reismischung und vermischen Sie es gut

Bei Zimmertemperatur servieren.

Vorbereitungszeit: 30 Minuten

Portion Vorschläge:
Genießen Sie den Wildreis- und Cranberry-Pilaw als festliche und geschmackvolle Beilage.

Kombinieren Sie es mit gebratenem Hähnchen oder Truthahn für eine weihnachtliche Mahlzeit.

10.Sushi-Rollen mit braunem Reis und Gemüse

Zutaten:
2 Tassen gekochter brauner Reis
10 Nori-Algenblätter
1 Gurke, julieniert
1 Karotte, Julienne
1 Avocado, in Scheiben geschnitten
1/2 Pfund gekochte Krabben oder Garnelen (optional)
Sojasauce zum Dippen
Eingelegter Ingwer und Wasabi zum Servieren

Vorbereitung:
Legen Sie eine Bambus-Sushi-Rollmatte auf eine ebene Fläche.

Legen Sie ein Noriblatt mit der glänzenden Seite nach unten auf die Matte.

Befeuchten Sie Ihre Hände und verteilen Sie eine dünne Schicht braunen Reis auf dem Nori. Lassen Sie dabei oben einen kleinen Rand frei.

Ordnen Sie Gurke, Karotten, Avocado und gekochte Krabben oder Garnelen am unteren Rand des Reises an.

Rollen Sie das Nori von unten fest zusammen und nutzen Sie dabei die Bambusmatte als Hilfe.

Den Rand mit etwas Wasser versiegeln.

Mit den restlichen Zutaten wiederholen.

Jede Rolle in mundgerechte Stücke schneiden.

Zum Servieren Wasabi, eingelegtem Ingwer und Sojasauce hinzufügen.

Vorbereitungszeit:
40 Minuten

Portion Vorschläge:
Genießen Sie die Sushi-Rolle aus braunem Reis und Gemüse als unterhaltsame und nahrhafte Mahlzeit.

Perfekt für ein leichtes Mittag- oder Abendessen.

Kapitel 6

Gesunde Fette für Kraft

1. Avocado-Kichererbsen-Salat

Zutaten:

1 Dose oder 15 Unzen gewaschene und abgetropfte Kichererbsen

1 Avocado, gewürfelt

1 Tasse Kirschtomaten, halbiert

1 Gurke, gewürfelt

1/4 rote Zwiebel, fein gehackt

Frischer Koriander, gehackt

2 Esslöffel Olivenöl

Saft von 1 Limette

Salz und Pfeffer nach Geschmack

Vorbereitung:

In einer großen Schüssel Kichererbsen, gewürfelte Avocado, Kirschtomaten, Gurke, rote Zwiebel und gehackten Koriander vermischen.

In einer kleinen Schüssel Olivenöl und Limettensaft verrühren.

Geben Sie das Dressing auf den Salat und vermischen Sie es vorsichtig.

Mit Salz und Pfeffer abschmecken.

Vorbereitungszeit: 15 Minuten

Portion Vorschläge:
Servieren Sie den Avocado-Kichererbsen-Salat als
sättigende Beilage oder als leichtes Mittagessen.

Kombinieren Sie es mit gegrilltem Hähnchen oder
Fisch für eine proteinreiche Mahlzeit.

Genießen Sie es als Füllung für Vollkorn-Wraps oder
Fladenbrot.

2. Nussiger Studentenfutter-Mix

Zutaten:
1 Tasse Mandeln
1 Tasse Walnüsse
1/2 Tasse Cashewnüsse
1/2 Tasse Pistazien
1/2 Tasse getrocknete Preiselbeeren
1/4 Tasse dunkle Schokoladenstückchen
1 Teelöffel Kokosöl, geschmolzen
1 Teelöffel Honig
1/2 Teelöffel Zimt
Prise Salz

Vorbereitung:
Heizen Sie den Ofen auf 350 °F (175 °C) vor. Ein
Backblech mit Backpapier auslegen.

In einer Schüssel Mandeln, Walnüsse, Cashewnüsse, Pistazien, getrocknete Preiselbeeren und dunkle Schokoladenstückchen vermischen.

In einer kleinen Schüssel geschmolzenes Kokosöl, Honig, Zimt und eine Prise Salz vermischen.

Gießen Sie die Kokosöl Mischung über die Nuss Frucht-Mischung. Rühren, bis alles gut bedeckt ist.

Verteilen Sie die Mischung gleichmäßig auf dem vorbereiteten Backblech.

Rösten Sie die Nuss 10–12 Minuten lang leicht im Ofen. Lassen Sie sie vor dem Servieren abkühlen.

Vorbereitungszeit:
15 Minuten

Portion Vorschläge:
Genießen Sie das nussige Studentenfutter als praktischen und energie-spendenden Snack.

Verpacken Sie es in Einzelportionen für einen schnellen Leckerbissen für unterwegs.

Für noch mehr Knusprigkeit über griechischen Joghurt oder Haferflocken bestreuen.

Lassen Sie mich gerne wissen, ob Sie etwas Bestimmtes anpassen möchten oder ob Sie für das nächste Rezept bereit sind!

3. Mit Olivenöl beträufeln Gemüse unter Rühren anbraten

Zutaten:
2 Esslöffel Olivenöl
1 Brokkolikopf, Röschen getrennt
1 Paprika (jede Farbe Ihrer Wahl), in dünne Scheiben geschnitten
1 Zucchini, in Scheiben geschnitten
1 Karotte, gehackt
1 Tasse Zuckererbsen, Enden abgeschnitten
2 Knoblauchzehen, gerieben
1 Teelöffel Sojasauce
1 Teelöffel Balsamico-Essig
Salz und Pfeffer nach Geschmack
Sesamsamen, zum Garnieren (optional)

Vorbereitung:
Geben Sie etwas Olivenöl in eine große Pfanne und erhitzen Sie es.

Brokkoliröschen, geschnittene Paprika, Zucchini, gehackte Karotten und Zuckererbsen in die Pfanne geben.

Das Gemüse 5–7 Minuten unter Rühren anbraten, bis es zart-knusprig ist.

Den geriebenen Knoblauch dazugeben und weitere 1-2 Minuten weiterbraten.

Etwas Sojasauce und Balsamico-Essig über das Gemüse gießen. Zum gleichmäßigen Mischen umrühren.

Mit Salz und Pfeffer abschmecken.

Nach Belieben mit Sesamkörnern garnieren.

Vorbereitungszeit
15 Minuten.

Portion Vorschläge:
Servieren Sie das mit Olivenöl beträufeln Gemüse als würzige Beilage oder als leichtes Hauptgericht.

Kombinieren Sie es mit Quinoa oder braunem Reis für eine gesunde Mahlzeit.

Für Abwechslung können Sie es mit Ihrem Lieblingsgemüse individuell gestalten.

4. Zerdrücktes Kichererbsen-Avocado-Sandwich

Zutaten:
1 Dose Kichererbsen, abgetropft und abgespült

1 reife Avocado
1 Esslöffel Zitronensaft
2 Esslöffel frischer Koriander, gehackt
Salz und Pfeffer nach Geschmack

Vollkornbrot
Kirschtomaten, in Scheiben geschnitten (zum Garnieren)

Sprossen oder Microgreens (zum Garnieren)

Vorbereitung:
Kichererbsen und Avocado zerdrücken und in eine Schüssel geben.

Zitronensaft, gehackten Koriander, Salz und Pfeffer hinzufügen. Gut mischen.

Die Kichererbsen-Avocado-Mischung auf Vollkornbrot verteilen.

Mit geschnittenen Kirschtomaten und Sprossen oder Microgreens belegen.

Das Sandwich verschließen und servieren.

Vorbereitungszeit
15 Minuten

Portion Vorschläge:

Genießen Sie das zerdrückte Kichererbsen-Avocado-Sandwich als herzhaftes und sättigendes Mittagessen.

Kombinieren Sie es mit einem Beilagensalat für eine abgerundete Mahlzeit.

5. Lachs in Walnusskruste mit Avocado-Salsa

Zutaten:

2 Lachsfilets
1/2 Tasse Walnüsse, fein gehackt
1 Esslöffel Dijon-Senf
1 Esslöffel Honig
Salz und Pfeffer nach Geschmack
1 Avocado, gewürfelt
1/4 Tasse rote Zwiebel, fein gehackt
1/4 Tasse frischer Koriander, gehackt
Saft von 1 Limette

Vorbereitung:

Heizen Sie den Ofen auf 375 °F (190 °C) vor.

In einer Schüssel gehackte Walnüsse, Dijon-Senf, Honig, Salz und Pfeffer vermischen.

Die Oberseite jedes Lachsfilets mit der Walnuss Mischung bestreichen.

Legen Sie den Lachs auf ein Backblech und backen Sie ihn 15–20 Minuten lang oder bis er gar ist.

In einer anderen Schüssel gewürfelte Avocado, rote Zwiebeln, Koriander und Limettensaft zu der Salsa vermischen.

Den gekochten Lachs vor dem Servieren mit Avocado Salsa belegen.

Vorbereitungszeit:
25 Minuten

Portion Vorschläge:
Genießen Sie Lachs mit Walnusskruste und Avocado-Salsa als geschmackvolles und proteinreiches Abendessen.

Sie können es auch mit einer Beilage Quinoa oder braunem Reis kombinieren.

6. Dunkles Schokoladen-Avocado-Mousse

Zutaten:
2 reife Avocados
1/4 Tasse ungesüßtes Kakaopulver
1/4 Tasse Ahornsirup
1 Teelöffel Teelöffel Vanilleextrakt
Eine Prise Meersalz

Frische Beeren zum Garnieren

Vorbereitung:
In einem Mixer oder einer Küchenmaschine
Avocados, Kakaopulver, Ahornsirup, Vanilleextrakt
und eine Prise Meersalz vermischen.

Mixen, bis eine glatte und cremige Masse entsteht.

Die Schokoladen-Avocado-Mousse in Serviergläser
füllen.

Lassen Sie es mindestens 1 Stunde lang im
Kühlschrank abkühlen.

Vor dem Servieren mit frischen Beeren garnieren.

Zubereitungszeit: 15 Minuten (plus Abkühlzeit)

Portion Vorschläge:
Genießen Sie die dunkle
Schokoladen-Avocado-Mousse als köstliches Dessert
ohne schlechtes Gewissen.

Kapitel 7

Hydratation und Heilende Elixiere

1.Heilender Kräutertee

Zutaten:
1 Esslöffel getrocknete Kamillenblüten
1 Esslöffel getrocknete Lavendelknospen
1 Esslöffel getrocknete Pfefferminzblätter
1 Teelöffel Honig (optional)
Zitronenscheiben (optional)

Vorbereitung:
Kombinieren Sie in einer Teekanne oder einem hitzebeständigen Krug getrocknete Kamillenblüten, Lavendelknospen und Pfefferminzblätter.

Gießen Sie heißes Wasser über die Kräutermischung.

Lassen Sie die Kräuter 5-7 Minuten ziehen.

Den Tee abseihen, um die Kräuter zu entfernen.

Nach Belieben mit Honig süßen und für zusätzlichen Geschmack Zitronenscheiben hinzufügen.

Vorbereitungszeit: 10 Minuten

Portion Vorschläge:

Genießen Sie den heilenden Kräutertee als wohltuendes und beruhigendes Getränk.

Trinken und genießen Sie es vor dem Schlafengehen, um Entspannung und besseren Schlaf zu fördern.

Passen Sie die Mischung mit Ihren Lieblings-Kräutern wie Zitronenmelisse oder Ingwer an.

2. Mit Zitrusfrüchten angereichertes Wasser

Zutaten:
1 Zitrone, in dünne Scheiben geschnitten
1 Limette, in dünne Scheiben geschnitten
1 Orange, in dünne Scheiben geschnitten
Frische Minzblätter
Eiswürfel
Wasser

Vorbereitung:
In einen großen Krug Zitronen-, Limetten- und Orangenscheiben geben.

Legen Sie ein paar frische Minzblätter zwischen die Zitrus Stücke.

Füllen Sie den Krug mit Eiswürfeln.

Gießen Sie Wasser in den Krug und bedecken Sie die Zitrusscheiben und Minzblätter.

Vorsichtig umrühren und vor dem Servieren mindestens 1 Stunde im Kühlschrank abkühlen lassen.

Vorbereitungszeit:
5 Minuten (plus Kühlzeit)

Portion Vorschläge:
Servieren Sie das mit Zitrusfrüchten angereicherte Wasser als erfrischendes und feuchtigkeitsspendendes Getränk.

Für Abwechslung sorgen zusätzliche Früchte wie Beeren oder Gurken.

Genießen Sie es den ganzen Tag über als geschmackvolle Alternative zu reinem Wasser.

3. Immunitäts Stärkende Brühe

Zutaten:
8 Tassen Wasser
1 Zwiebel, geviertelt
3 Karotten, gehackt
3 Selleriestangen, gehackt
4 Knoblauchzehen, zerdrückt
1 Zoll Ingwer, in Scheiben geschnitten
1 Zitrone, in Scheiben geschnitten
1 Esslöffel Kurkumapulver

1 Esslöffel Apfelessig
Frische Petersilie, gehackt
Salz und Pfeffer nach Geschmack

Vorbereitung:
In einem großen Topf Wasser, Zwiebeln, Karotten, Sellerie, Knoblauch, Ingwer, Zitronenscheiben und Kurkumapulver vermischen.

Kochen Sie die Mischung und reduzieren Sie die Hitze, sodass sie köchelt.
Apfelessig, frische Petersilie, Salz und Pfeffer hinzufügen.

Mindestens 45 Minuten bis 1 Stunde köcheln lassen, damit sich die Aromen vermischen.
Die Brühe abseihen, um feste Bestandteile zu entfernen.

Servieren Sie die immunstärkende Brühe heiß.

Vorbereitungszeit: 1 Stunde

Portion Vorschläge:
Genießen Sie die immunstärkende Brühe als nahrhaftes und wohltuendes Getränk.
Trinken Sie es während der Erkältungs- und Grippesaison, um Ihr Immunsystem zu unterstützen.

Für zusätzlichen Geschmack und gesundheitliche
Vorteile als Basis für Suppen oder Eintöpfe
verwenden.

Kapitel 8

Sanfte und bekömmliche Suppen.

1. Cremige Kürbissuppe

Zutaten:
1 mittelgroßer Kürbis, geschält und gewürfelt
1 Zwiebel, gehackt
2 Karotten, gehackt
2 Äpfel, geschält, entkernt und gehackt
1 Esslöffel Olivenöl
4 Tassen Gemüsebrühe
1 Teelöffel gemahlener Zimt
1/2 Teelöffel gemahlene Muskatnuss
Salz und Pfeffer nach Geschmack
1/2 Tasse Kokosmilch (oder jede beliebige Milch)

Vorbereitung:
Geben Sie etwas Olivenöl in einen großen Topf und erhitzen Sie es bei mittlerer Hitze. Kochen Sie die gehackte Zwiebel, bis sie weich ist.

Kürbis, Karotten und Äpfel in den Topf geben. 5 Minuten anbraten.

Mit Gemüsebrühe, gemahlenem Zimt, gemahlener Muskatnuss, Salz und Pfeffer aufgießen. Das Gemüse aufkochen, dann die Hitze reduzieren und köcheln lassen, bis das Gemüse weich ist.

Die Suppe pürieren, bis eine glatte Masse entsteht.
Kokosmilch einrühren und erhitzen.
Je nach Geschmack würzen und heiß servieren.

Vorbereitungszeit:
45 Minuten

Portion Vorschläge:
Servieren Sie die cremige Kürbissuppe als sanfte und
wohltuende Variante.
Mit einem Schuss Kokosmilch und einer Prise Zimt
garnieren.

Kombinieren Sie es mit einer Scheibe Vollkornbrot
für eine komplette Mahlzeit.

2. Süßkartoffelpüree

Zutaten:
4 mittelgroße Süßkartoffeln, geschält, gewaschen
und gewürfelt
2 Esslöffel ungesalzene Butter
1/4 Tasse Milch (auf Milch- oder Pflanzenbasis)
1 Esslöffel Ahornsirup
1/2 Teelöffel gemahlener Zimt
Salz, nach Geschmack
Gehackte Pekannüsse oder Marshmallows zum
Garnieren (optional)

Vorbereitung:

Gewürfelte Süßkartoffeln in einen großen Topf geben und mit Wasser bedecken. Lassen Sie die Kartoffeln kochen und köcheln, bis die Süßkartoffeln zart sind.

Die Süßkartoffeln abgießen und in den Topf geben.

Butter, Milch, Ahornsirup, gemahlenen Zimt und eine Prise Salz hinzufügen.

Mit einer Gabel oder einem Kartoffelstampfer die Kartoffeln zerstampfen, bis sie cremig und glatt sind.

Passen Sie die Konsistenz bei Bedarf mit mehr Milch an und passen Sie die Süße und das Salz nach Geschmack an.

Nach Belieben servieren oder mit gehackten Pekannüssen oder Marshmallows garnieren.

Vorbereitungszeit:
30 Minuten

Portion Vorschläge:
Genießen Sie das Süßkartoffelpüree als sanfte und köstliche Beilage.

Kombinieren Sie es mit geröstetem Gemüse und einer Proteinquelle für eine ausgewogene Mahlzeit.

Bestreuen Sie es vor dem Servieren mit einer Prise Zimt, um ihm einen zusätzlichen Geschmack Schub zu verleihen.

3. Weiches Spinat-Käse-Omelett

Zutaten:
3 große Eier
1/4 Tasse Milch (auf Milch- oder Pflanzenbasis)
Salz und Pfeffer nach Geschmack
1 Esslöffel Butter
1 Tasse frischer Spinat, gehackt
1/4 Tasse Feta-Käse, zerbröckelt
1/4 Tasse geriebener Mozzarella-Käse

Vorbereitung:
In einer Schüssel einige Eier aufschlagen, Milch, Salz und Pfeffer hinzufügen und verrühren, bis alles gut vermischt ist.

In einer beschichteten Pfanne Butter bei mittlerer Hitze schmelzen.

Gehackten Spinat in die Pfanne geben und anbraten, bis er zusammenfällt.

Gießen Sie die Eiermischung über den Spinat und schwenken Sie die Pfanne, um eine gleichmäßige Verteilung zu gewährleisten.

Lassen Sie die Ränder fest werden und heben Sie sie vorsichtig mit einem Spatel an, damit das ungekochte Ei darunter fließen kann.

Streuen Sie zerkrümelte Feta und geriebene Mozzarella gleichmäßig über eine Hälfte des Omeletts.

Sobald die Eier fest, aber oben noch weich sind, falten Sie das Omelett mit dem Spatel in zwei Hälften.

Eine weitere Minute kochen lassen, um den Käse zu schmelzen und sicherzustellen, dass das Omelett durchgegart ist.

Geben Sie das Omelett auf eine Platte und genießen Sie es warm.

Vorbereitungszeit:
15 Minuten

Portion Vorschläge:
Genießen Sie das weiche Spinat-Käse-Omelett als sanftes und proteinreiches Frühstück.

Kombinieren Sie es mit Vollkorn-Toast oder einem Beilagensalat für eine komplette Mahlzeit.

Passen Sie es mit Ihren Lieblings Kräutern oder
zusätzlichem Gemüse an, um den Geschmack zu
verstärken.

Kapitel 9

Süß mit einem Zweck

1. Beeren Joghurt Perfekt

Zutaten:
1 Tasse griechischer Joghurt (oder ein beliebiger Joghurt)
1 Tasse Erdbeeren, Blaubeeren und Himbeeren (gemischte Beeren)
1/4 Tasse Müsli
1 Esslöffel Honig
Frische Minzblätter zum Garnieren (optional)

Vorbereitung:
Den griechischen Joghurt halbieren und in einem Glas oder einer Schüssel anrichten.

Einige gemischte Beeren über den Joghurt verteilen.
Streuen Sie etwas Müsli über die Beeren
Wiederholen Sie die Schichten mit dem restlichen Joghurt, den Beeren und dem Müsli.

Für eine besonders köstliche Note träufeln Sie etwas Honig über die Beeren.

Nach Belieben mit frischen Minzblättern garnieren.

Vorbereitungszeit:
10 Minuten

Portion Vorschläge:
Genießen Sie das Beeren-Joghurt-Parfait als köstliches und nahrhaftes Dessert oder Frühstück.

Passen Sie es mit Ihren Lieblingsbeeren an oder fügen Sie für Abwechslung geschnittene Bananen hinzu.

Sofort servieren und die vielfältigen Aromen und Texturen genießen.

2. Dunkle Schokoladen- und Nuss Cluster

Zutaten:
1 Tasse dunkle Schokoladenstückchen oder gehackte dunkle Schokolade (70 % Kakao oder höher)
1 Tasse grob gehackte gemischte Nüsse (Mandeln, Walnüsse und Cashewnüsse), grob gehackt
1/2 Tasse Trockenfrüchte (Rosinen, Preiselbeeren), optional
Meersalz zum Bestreuen (optional)

Vorbereitung:
Ein Backblech mit Backpapier auslegen.

In einer hitzebeständigen Schüssel die dunkle Schokolade im Wasserbad oder in der Mikrowelle in

20-Sekunden-Intervallen schmelzen und zwischendurch umrühren.

Die gehackten gemischten Nüsse und Trockenfrüchte unter die geschmolzene Schokolade rühren und darauf achten, dass sie gut bedeckt sind.

Kleine Häppchen der Mischung auf das vorbereitete Backblech geben.

Streuen Sie bei Bedarf eine kleine Prise Meersalz über jedes Cluster, um eine süß-salzige Kombination zu erhalten.

Legen Sie das Backblech für mindestens 30 Minuten in den Kühlschrank oder bis die Schokolade vollständig ausgehärtet ist.

Sobald die Cluster fest sind, entfernen Sie sie vom Pergamentpapier und bewahren Sie sie in einem luftdichten Behälter auf.

Vorbereitungszeit:
15 Minuten (plus Kühlzeit)

Portion Vorschläge:
Genießen Sie die dunklen Schokoladen- und Nuss-Cluster als sättigenden und verwöhnenden süßen Leckerbissen.

Als Dessert für besondere Anlässe oder als selbstgemachtes Geschenk servieren.

Experimentieren Sie zur Abwechslung mit verschiedenen Kombinationen aus Nüssen und Trockenfrüchten.

3.Apfelmus-Zimt-Muffins

Zutaten:
1 1/2 Tassen Allzweck Mehl
1/2 Tasse Vollkornmehl
1 Teelöffel Backpulver
1/2 Teelöffel Backpulver
1/2 Teelöffel Salz
1 Teelöffel gemahlener Zimt
1/2 Tasse ungesüßtes Apfelmus
1/2 Tasse Honig oder Ahornsirup
1/3 Tasse geschmolzenes Kokosöl oder Pflanzenöl
1 großes Ei
1 Teelöffel Vanilleextrakt
1 Tasse griechischer Joghurt (oder ein beliebiger Joghurt)
1 Tasse fein gewürfelte Äpfel (geschält)

Vorbereitung:
Schalten Sie den Ofen auf 190 °C (375 °F) ein. Zum Auslegen einer Muffinform sollten Papierförmchen für Muffinformen verwendet werden.

In einer großen Schüssel Allzweck Mehl, Vollkornmehl, Backpulver, Natron, Salz und gemahlenen Zimt vermischen.

In einer anderen Schüssel Apfelmus, Honig oder Ahornsirup, geschmolzenes Kokosöl, Eier und Vanilleextrakt vermischen. Gut mischen.

Kombinieren Sie die feuchten und trockenen Zutaten und vermischen Sie alles, bis alles gut vermischt ist

Den griechischen Joghurt unterheben, bis er gleichmäßig eingearbeitet ist.

Die Apfelwürfel vorsichtig unterheben.

Den Teig gleichmäßig auf die Muffinförmchen verteilen und diese zu etwa 2/3 füllen

18–20 Minuten backen oder bis ein in die Mitte gesteckter Zahnstocher sauber herauskommt.

Nehmen Sie die Muffins heraus und lassen Sie sie mindestens 5 Minuten lang backen, bevor Sie sie zum vollständigen Abkühlen auf ein Kuchengitter legen.

Vorbereitungszeit:
30 Minuten

Portion Vorschläge:
Genießen Sie die Apfelmus-Zimt-Muffins als vollwertiges Frühstück oder Snack.

Kombinieren Sie es mit einer Tasse Tee oder Kaffee für einen köstlichen Genuss.

Für mehr Frische in einem luftdichten Behälter aufbewahren.

Kapitel 10

Herausforderungen meistern

1. Geschmacksveränderungen überwinden

Der Umgang mit Geschmacksveränderungen kann eine Reise sein, aber denken Sie daran: Es ist in Ordnung, neue Geschmacksrichtungen zu entdecken. Experimentieren Sie mit Kräutern, Gewürzen und verschiedenen Kochtechniken, um Abwechslung zu schaffen und den Geschmack Ihrer Mahlzeiten zu verbessern. Zögern Sie nicht, bekannte Favoriten zu genießen oder neue Köstlichkeiten zu entdecken – Ihr Gaumen ist einzigartig und die Akzeptanz dieser Veränderungen kann zu köstlichen kulinarischen Erlebnissen führen.

2. Appetitverlust bekämpfen

Appetitverlust kann eine Herausforderung darstellen, aber kleine, nährstoffreiche Mahlzeiten über den Tag verteilt sind möglicherweise besser zu bewältigen. Konzentrieren Sie sich auf farbenfrohe, geschmackvolle Gerichte, die Ihre Sinne ansprechen. Treffen Sie sich während der Mahlzeiten mit Freunden und Familie, um eine positive Atmosphäre zu schaffen. Vergessen Sie nicht, ausreichend Flüssigkeit zu sich zu nehmen. Manchmal kann ein erfrischendes Getränk Ihren Appetit anregen. Bitten Sie Ihr Gesundheitsteam um Unterstützung, um die zugrunde liegenden Ursachen anzugehen und Strategien zu finden, um Ihre Freude am Essen wiederzugewinnen.

3. Anpassung von Rezepten an Ernährungsbedürfnisse

Rezepte an die Ernährungsbedürfnisse anzupassen bedeutet nicht, auf Geschmack oder Abwechslung zu verzichten. Nutzen Sie die Gelegenheit, neue Zutaten zu entdecken, die Ihren Ernährungs Bedürfnissen entsprechen. Tauschen Sie Komponenten aus, um Gerichte zu kreieren, die Nähren und Freude bereiten. Ob es um die Anpassung von Texturen, Geschmacksrichtungen oder Portionsgrößen geht, jede Änderung bringt Sie einem personalisierten und genussvollen kulinarischen Erlebnis einen Schritt näher. Denken Sie daran, dass Sie die Möglichkeit haben, die Rezepte an Ihre Bedürfnisse anzupassen und jede Mahlzeit zu einem Fest Ihres Wohlbefindens zu machen.

Angesichts von Herausforderungen kann es einen großen Unterschied machen, mit einer positiven und anpassungsfähigen Einstellung an sie heranzugehen. Ihre kulinarische Reise ist einzigartig und mit jedem Schritt gestalten Sie einen Weg, der Ihrem Geschmack entspricht und Ihren Körper nährt.

Abschluss

Wellness durch die Küche schaffen

Während wir unsere Reise durch das „Leukämie-Diät-Kochbuch" abschließen, geht es nicht nur um die Rezepte auf diesen Seiten – es geht um die Widerstandsfähigkeit, die in jedem Gericht zu finden ist, die Freude an jedem geschmackvollen Bissen und die Kraft, die mit der Auswahl des Rezepts einhergeht Die richtigen Zutaten für Ihr Wohlbefinden.

Vom Verständnis der Auswirkungen der Ernährung bis hin zur Anpassung von Rezepten an spezifische Bedürfnisse ist dieses Kochbuch ein Leitfaden für die Bewältigung ernährungsbedingter Herausforderungen. Es ist eine Hommage an die Küche als Raum für Nahrung, Kreativität und Heilung.

Die Küche ist Ihre Leinwand und jedes Rezept ist ein Pinselstrich auf Ihrem Weg zum Wohlbefinden. Ganz gleich, ob Sie Geschmacksveränderungen überwinden, Appetitverlust bekämpfen oder Rezepte an Ihre Ernährungsbedürfnisse anpassen, Sie gestalten eine einzigartige kulinarische Reise – eine Reise, die Gesundheit, Geschmack und die einfache Freude einer gut zubereiteten Mahlzeit umfasst.

Während Sie weiterhin die Möglichkeiten Ihrer Küche erkunden, mögen Sie jedes Rezept als Inspiration dienen und Sie daran erinnern, dass Ihre Entscheidungen sowohl köstlich als auch sinnvoll sein können. Genießen Sie den Reichtum des Lebens, Rezept für Rezept.

Wir wünschen Ihnen eine Zukunft voller strahlender Gesundheit, köstlicher Mahlzeiten und der wohltuenden Umarmung eines wohlgenährten Lebens.